中西医结合慢性病防治指导与自我管理丛书

类风湿关节炎

主　编　黄清春

副主编　何晓红　储永良

编　委　(以姓氏笔画为序)

　　　　王茂杰　邓兆智　杨俏雯

　　　　何晓红　夏　璇　徐侦雄

　　　　黄闰月　黄清春　储永良

人民卫生出版社

图书在版编目（CIP）数据

类风湿关节炎 / 黄清春主编 . —北京：人民卫生出版社，2015

（中西医结合慢性病防治指导与自我管理丛书）

ISBN 978-7-117-20329-6

Ⅰ. ①类… Ⅱ. ①黄… Ⅲ. ①类风湿关节炎 – 中西医结合 – 防治 Ⅳ. ①R593.22

中国版本图书馆 CIP 数据核字（2015）第 034221 号

| 人卫社官网 | www.pmph.com | 出版物查询，在线购书 |
| 人卫医学网 | www.ipmph.com | 医学考试辅导，医学数据库服务，医学教育资源，大众健康资讯 |

类风湿关节炎

主　　编：黄清春

出版发行：人民卫生出版社（中继线 010-59780011）

地　　址：北京市朝阳区潘家园南里 19 号

邮　　编：100021

E - mail：pmph @ pmph.com

购书热线：010-59787592　010-59787584　010-65264830

印　　刷：三河市潮河印业有限公司

经　　销：新华书店

开　　本：787×1092　1/32　印张：2.5

字　　数：35 千字

版　　次：2015 年 3 月第 1 版　2017 年 12 月第 1 版第 2 次印刷

标准书号：ISBN 978-7-117-20329-6/R · 20330

定　　价：15.00 元

打击盗版举报电话：010-59787491　E-mail：WQ @ pmph.com

（凡属印装质量问题请与本社市场营销中心联系退换）

《中西医结合慢性病防治指导与自我管理丛书》
编委会

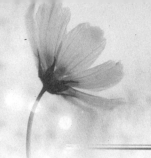

出版说明

　　慢性病属于病程长且通常情况下发展缓慢的疾病。其中，心脏病、中风、慢性呼吸系统疾病和糖尿病等慢性病已经成为当今世界上最主要的死因，占所有疾病死亡率的70%左右。究其原因，广大人民群众由于缺乏专业的防病治病知识，加重或贻误了病情，造成疾病的恶化，最终付出了生命的代价。其实，慢性病可防可控，并不可怕，可怕的是轻信不正确的医药学知识、了解错误的防病治病理论而盲目地接受治疗。如何做一个聪明的患者，正确指导自己科学调理身体，既需要积累一定的医药学知识，又应接受医务人员的专业建议，从而降低疾病进一步加重的风险，减轻慢性病所带来的危害。

　　正是为了提高广大人民群众科学防病治病的能力，缓解他们看病难、看病贵的难题，我们同广东省中医院共同策划了《中西医结合慢性病防治指导与自我管理丛书》。该丛书共32种，目前已经出版13种。丛书各分册均包括"基础知识导航"、"个人调理攻略"、"名家防治指导"、"药食宜忌速查"、"医患互动空间"五个模块。其中，"基础知识导航"主要讲述该类慢性疾病的一些基本知识；"个人调理攻略"主要讲述疾病调理的方法，包括运动、饮食等，同时介绍了生活保健、锻炼等方面的知识，旨在用正确的科学的医学理论指导衣食住行；"名家防治指导"主要介绍了慢性病专业的、规范的医学治疗原则和方案，而这些方案疗效较好，均来自于临床名家大家；"药食宜忌速查"介绍了一些经常被大家忽视且不宜同服的药物或食物；"医患互动空间"根据广大病友意见，系统整理了防治该疾病具有共性的疑点难点，收载了全国六大区治疗该疾病的权威专家，以方便全国的患者选择就诊。

该丛书"语言通俗、中西结合、药食共用、宜忌互参、图文并茂、通俗易懂、实用性强"，实为慢性病患者和亚健康人群的良师益友。

由于医药学知识不断发展变化，加之患者体质千差万别，书中可能存在一些疏漏或不足之处，恳请广大读者在阅读中提出宝贵意见和建议，以便我们不断修订完善。

人民卫生出版社

2014 年 12 月

国医大师邓铁涛序

随着社会的发展、生活方式的改变及人口老龄化加快，人类疾病谱发生了深刻的变化，慢性病已经成为全人类健康的最大威胁。世间因病而亡、因病而贫、因病苦痛无法避免，时至今日全人类仍无法完全摆脱疾病的纠缠。而目前医学未能胜任帮助人们远离病痛之苦。因此，教导人们掌握防病御病之法，进行自我健康管理已经成为防控慢性病之上策。

目前，我国慢性病死亡病例占疾病总死亡病例已经高达 83.35%。其发病率与死亡率不断攀升，给家庭及社会造成了沉重的负担。全民健康是实现国家富强的基础，因此，慢性病不仅仅是我国一个重大的公共卫生问题，更是一个影响国家发展的问题。无论中西医工作者，在防控慢性病这一社会工程中都负有不可推卸的责任。

"治未病"理论是中医药养身保健、防病治病的精髓，认为疾病的防控应重视养生防病、有病早治、已病防变、病愈防复。如果能将中医药在整体观念指导下的辨证论治以及西医药辨病治疗有效

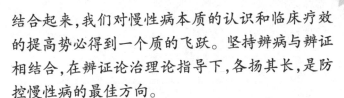

结合起来,我们对慢性病本质的认识和临床疗效的提高势必得到一个质的飞跃。坚持辨病与辨证相结合,在辨证论治理论指导下,各扬其长,是防控慢性病的最佳方向。

广东省中医院始终把"为患者提供最佳的诊疗方案,探索构建人类最完美医学"作为目标,在全国率先将"治未病"理论与慢病管理理念紧密结合,开展了中医特色的慢病管理工作,积累了丰富的中西医结合慢病防控经验。

有鉴于此,广东省中医院组织编写了《中西医结合慢性病防治指导与自我管理丛书》,全书基本涵盖目前常见多发的慢性病,内容丰富,语言通俗易懂,是一套能够指导民众防控疾病,提高自我健康管理水平的科普读本。相信本丛书的出版将为我国防控慢性病工作做出应有的贡献,故乐之为序。

邓铁涛

2013.9.29.

前　言

　　类风湿关节炎曾经被称为"不死的癌症"，病程久，病情反复，需长期服药，如果不积极治疗，致残率很高，严重影响患者的生活质量，很多患者还合并抑郁、焦虑等心理疾患，再加上昂贵的医疗费用，为社会带来极大负担。类风湿关节炎在中国的发病率为 0.36%，女性发病率是男性的 2~3 倍。作为一名风湿免疫科医生，在临床上碰到类风湿关节炎的患者时，经常会先面临患者及家属的一大堆问题：什么是类风湿关节炎？类风湿关节炎是不是没得治了？类风湿关节炎是不是无法生育？这一连串让患者困惑的问题，医生也很难用简短的语言予以清楚回答。专科医生需要经过反复的解释、举例，患者才可能达到一知半解的程度。因为类风湿关节炎不像其他糖尿病、高血压、高血脂等常见病已有许多基本知识的普及。其实风湿免疫的很多疾病都比较复杂，非专科医师一般不能充分认识，类风湿关节炎就是风湿免疫性疾病中最具代表性的一种疾病。由于我国风湿免疫学科起步较晚，风湿免疫科医疗人员的缺乏，导致许多地方医院里没有风湿免疫专科，患者无法在正规的风湿免疫科就诊，容易出现漏诊或误诊现象；而患者及家属对于该病的了解也甚少，不知道类风湿关节炎是一种什么病，甚至不知该看什么科？从而有病乱投医，出现滥用糖皮质激素，过度迷信民间偏方等现象，导致很多患者延误了疾病诊治的最佳时机，甚至出现糖皮质激素导致的严重不良反应。如能及时就诊于风湿专科医生，尽早控制病情，仍可以像正常人一样工作、生活、享受天伦之乐。为了在医生和患者之间寻找一座相互沟通的桥梁，我们特意编写了此书，指导类风湿关节炎患者的自我防治和日常管理。

　　本书为科普读物，书中我们主要以通俗易懂的语言向患者解释了类风湿关节炎的一些基本发病及治疗的知识，主要侧重点在未病先防和疑难解答方面，未病先防是中医理论的精华。书中通过饮食、锻炼、针灸等多种方法来提高免疫力，防病于未然；而专家答疑通过问答形式回答了平日我们临床上所遇到的类风湿关节炎患者经常提问

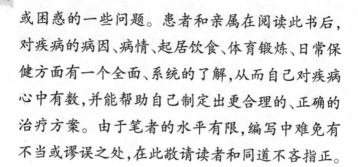

或困惑的一些问题。患者和亲属在阅读此书后，对疾病的病因、病情、起居饮食、体育锻炼、日常保健方面有一个全面、系统的了解，从而自己对疾病心中有数，并能帮助自己制定出更合理的、正确的治疗方案。由于笔者的水平有限，编写中难免有不当或谬误之处，在此敬请读者和同道不吝指正。

编　者

2014 年 10 月

目　录

一、基础知识导航

二、个人调理攻略

三、名家防治指导

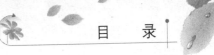

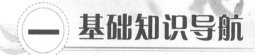

一 基础知识导航

（一）什么是类风湿关节炎？

类风湿关节炎是以对称性多关节炎为主要临床表现的系统性自身免疫性疾病，发病时可出现关节损害和关节外损害，可出现四肢关节对称性肿痛，伴有晨起僵硬感，主要可累及双手指间关节、掌指关节、双腕关节、双肘关节、双肩关节、双膝关节等，严重者还可出现血液、肺、心、肾等重要脏器的损害，如贫血、心包炎、心包积液、胸腔积液、间质性肺炎、肾淀粉样变、血管炎等关节外表现，类风湿关节炎在我国的发病率为 0.36%，女性比男性高 2~3 倍。

（二）类风湿关节炎如何自我诊断？

有些患者经常出现手、肩、膝关节酸痛，反复发作，影响生活质量，那么如何进行自我诊断呢？目前根据 1984 年美国风湿病诊断标准较为简单，其主要是：

1. 晨僵：每天早晨起床后出现关节内或者关节周围僵硬，每日至少持续 1 小时，持续发作至少有 6 周；

2. 3 个或者 3 个以上关节炎：全身 14 个关节中至少有 3 个同时出现肿胀或积液，持续至少6 周。

3. 手关节炎：腕、掌指关节和近端指间关节至少有一处肿胀，持续至少 6 周。

4. 对称性关节炎：有双侧相同的关节区同时受累。

5. 类风湿结节：关节伸侧、关节周围或骨突部位的皮下结节。

6. 类风湿因子阳性。

7. 影像学改变：手及腕关节 X 线提示骨质侵蚀或者骨质疏松。

符合以上 7 条标准中的 4 条以上或者 4 条就可以诊断。1984 年诊断标准虽然简单，但并不适合患者的早期诊断，目前新出的 ACR 2009 年诊断标准更容易诊断早期类风湿关节炎，因此，在出现反复关节肿痛症状不能缓解时，应该寻求专科的意见。

（三）类风湿关节炎发病情况知多少?

1. 发病率

本病发病率为 0.3%~0.4%，多见于中青年妇女，发病高峰在 20~45 岁。

2. 类风湿关节炎的病因

目前病因及发病机制尚未完全明确，感染因素、遗传因素、内分泌因素、环境因素及 T、B 淋巴细胞、滑膜细胞均可能参与了类风湿关节炎的发病。

（1）感染学说：有些学者在类风湿关节炎患者的关节内分离出链球菌，且一些患者常有发热、白细胞增多、血沉加快、局部淋巴结肿大，故认为可能与细菌感染有关，但使用抗生素却不能控制发病，仅用感染尚不能完全解释清楚。

（2）自身免疫因素：在一些诱因激发下，体内的一些免疫球蛋白、类风湿因子沉积于关节滑膜等结缔组织内，形成免疫复合物，继而释放一些炎症因子，对关节软骨造成破坏。

（3）遗传因素：类风湿关节炎在某些家族中发病率较高。在人群调查中，发现人类白细胞抗原 HLA-DR4 与类风湿因子阳性患者有关,患者具有遗传易感性。

(4) 内分泌因素:女性发病率较男性高,说明雌激素可能促进类风湿关节炎的发生,而孕激素则可能减缓类风湿关节炎的发生。因此,性激素可能通过免疫作用而导致疾病变化。

(5) 其他:除上述因素外,受凉、潮湿、劳累、精神创伤、营养不良、外伤等,常为本病常见的诱发因素。

(四) 类风湿关节炎有何危害?

类风湿关节炎早期可以引起发热、疲劳、食欲不振、关节酸痛肿胀、畸形及功能障碍,导致患者生活不能自理,严重者还可以引起心、肺、肾等脏器的并发症,导致心包积液、心肌炎、间质性肺炎、肾炎等,严重影响患者生存质量,甚至导致死亡。

(五) 类风湿关节炎的预后

类风湿关节炎若能够早期诊断、早期治疗,其预后较好,当然也有部分难治性反复发作的类风湿关节炎患者,基础病较多,合并内脏损害和未能早期使用慢作用抗风湿药,预后较差。类风湿关节炎反复发作大致可以归为以下几点:

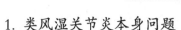

1. 类风湿关节炎本身问题

类风湿关节炎的发病主要是体内免疫异常反应,目前的药物治疗不能够彻底解决体内的根本问题,所以疾病未达到稳定之前,这种异常免疫会持续存在,因此一旦有劳累、感染、情志刺激等诱因,这种异常免疫反应会重新引起疾病活动。

2. 治疗药物的不规范

治疗类风湿关节炎要求用药规范化和个体化,患者要根据自己的病情、身体耐受情况来选择用药,包括药物的种类、剂量、剂型和服用时间等。很多患者在症状控制之后,会擅自停药、减药、换药,或者在当地医院开具中药、糖皮质激素等,这样造成治疗不规范,从而引起疾病反复发作等。

3. 预防的重视程度不够

类风湿关节炎起先表现多为关节炎症,许多患者因为自身能够耐受,而不及时就诊治疗,发生关节畸形或累及内脏时才来就诊,增加了治疗的难度及费用。因此,要防止或减少类风湿关节炎的复发,必须做到规范治疗,规范用药,积极从各方面做好预防工作,注意保暖,保持愉快放松的心情,避免感染、寒冷、潮湿、过劳等。

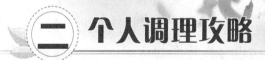

二 个人调理攻略

　　由于类风湿关节炎病因不明,引起机体内部持续存在的免疫紊乱,目前的抗风湿病药物不能将这种异常的自身免疫反应根除,导致了本病容易反复发作。所以,预防在类风湿关节炎的综合治疗方案中占着举足轻重的位置。类风湿关节炎极易受诱发因素影响,天气、环境、饮食、精神因素等都可以引起疾病的复发。因此,必须做到规范治疗,规范用药,积极从各方面做好预防工作,注意保持愉快放松的心情,避免感染、寒冷、潮湿、过劳等。在秋冬季节要注意保暖、防潮,内衣汗湿后应及时换洗,被褥要勤晒,感冒后要彻底治疗,劳逸结合,饮食有节,积极锻炼身体,配合中医中药,减少疾病的复发。

（一）日常注意事项

1. 注意心理康复

类风湿关节炎对人体健康的危害是众所周知的,已经引起医学界和社会的广泛关注,但对于本病也存在片面的认识,不少临床诊疗者和医学著作过分强调不良的后果,而较少的去探讨引起这些不良结果的原因,并想办法解决,反而把类风湿关节炎看做是"不治之症"、"死不了的癌症"等。所以类风湿关节炎患者存在一种恐惧心理,精神压力很大,缺乏和疾病作斗争的乐观情绪,在心理上处于消极和悲观的状态。作为患者应该多阅读正面的报道和病历,注意同其他患者沟通,树立信心、增强毅力、积极治疗、早日康复。

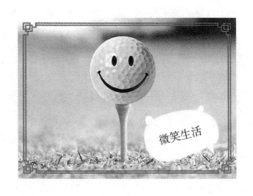

微笑生活

2. 注意饮食营养

平衡的膳食是维持生命活动的基础,蛋白质、糖类、脂肪、维生素、矿物质和水是维持生命的六大营养素。类风湿关节炎患者对饮食无特殊的要求,但因为长期患病,慢性消耗,容易出现体弱及蛋白质、维生素不足的现象。长期服药的患者容易出现脾胃功能低下,消化吸收障碍等问题。很多长期服用糖皮质激素的患者容易出现骨质疏松、维生素 D 缺乏、钙质不足等。维生素缺乏可以造成角膜干燥、视力减退、皮肤干燥等。因此患者应该注意蛋白质和维生素的补充。一般饮食中的钙主要来源于绿叶蔬菜和奶制品,蛋白质来源

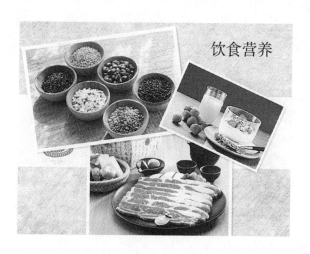

饮食营养

于动物肉类,维生素来源于蔬菜和水果。此外,患者应该多晒太阳和居住向阳的房间,促进维生素D的合成和钙的吸收。饮食方面的禁忌主要是饮酒、抽烟、进食生冷不洁的食物,这些均会损伤脾胃功能。

3. 注意康复锻炼

患者应该在病情允许及医务人员的指导下,积极进行关节功能的锻炼。过多的休息和长期卧床不利于关节功能的康复,加强体质和关节功能的锻炼,对关节功能的恢复及情绪调整等,都是有利无弊的。同时,康复锻炼可采取主动及被动相结合,应该以主动锻炼为主,循序渐进,持之以恒。

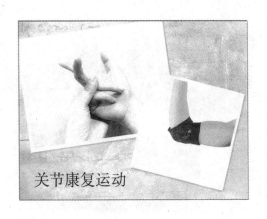

关节康复运动

（二）饮食调摄

饮食方面要注意：①营养要丰富：不要刻意避免吃某种食物，要营养均衡；②选择含饱和脂肪和胆固醇少的食物：避免油炸食物，可食用低脂和脱脂牛奶；③多吃蔬菜和水果；④不要吃过咸的食物，同服糖皮质激素会致水钠潴留；⑤大量饮水。

下面，介绍一些常用食疗方：

1. 木瓜生姜蜂蜜粥

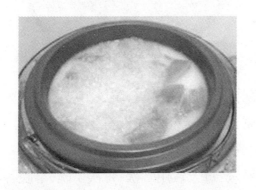

配方：蜂蜜 10 克，粳米 100 克，木瓜片 10 克，生姜片 10 克。

制法：将木瓜装入布袋中，与粳米、生姜片同放入锅中，加水适量，煮成稠粥，趁温加入蜂蜜，调匀即成。

服法：每天饮用 2 次，每次 1 碗，早晚各 1 次。

功效：祛风湿,通经络。

适用人群：适用于风湿四肢疼痛等疾病。

2. 防风薏苡仁粥

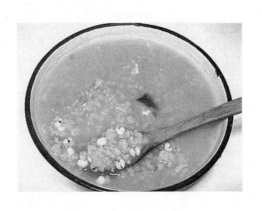

配方：薏苡仁 30 克,防风 10 克。

制法：将薏苡仁洗干净,与防风一起加水适量,煮成稠粥。

服法：每天饮用 2 次,每次 1 碗,早晚各 1 次。

功效：散寒除湿。

适用人群：适用于类风湿关节炎关节肿胀疼痛者。

3. 川乌粥

配方：粳米 50 克,制川乌 6 克,生姜 20 克,蜂蜜 10 克。

制法：制川乌去皮尖后碾末，同粳米、生姜一起用慢火熬成稀粥，加蜂蜜搅匀。

服法：每天饮用2次，每次1碗，早晚各1次。

功效：散寒祛湿。

适用人群：适用于风湿关节肿胀疼痛，遇寒加重，得热痛减者。

4. 木瓜薏苡仁粥

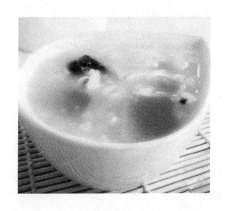

配方：木瓜100克，薏苡仁30克，白糖10克。

制法：将木瓜、薏苡仁洗净后，加冷水500毫升，先浸泡片刻，再用小火慢炖至薏苡仁熟烂，加白糖稍炖即可。

服法：每天饮用2次，每次1碗，早晚各1次。

功效：祛风利湿，舒筋止痛。

适用人群:适用于类风湿关节炎,湿邪偏盛,肌肉关节肿痛,身体沉重,或筋脉拘挛,关节屈伸不利者。

5. 薏苡仁丝瓜粥

配方:薏苡仁 50 克,丝瓜 100 克,薄荷 15 克,豆豉 50 克。

制法:将丝瓜去皮洗净后切成块,薄荷、豆豉加入锅内,加水 1500 毫升,沸后用文火煎约 10 分钟,去渣取汁。薏苡仁洗净后同丝瓜一同倒入锅内,注入药汁,置火上煮至薏苡仁酥烂。使用时可加入糖或盐调味。

服法:每天饮用 2 次,每次 1 碗,早晚各 1 次。

功效:清热利湿,解表祛风。

适用人群:主治类风湿关节炎湿热痹阻者。

6. 附子鸡肉汤

配方:鸡肉 100 克,熟附片 10 克,生姜 10 克,大枣 20 克。

制法:把鸡肉洗净去油后,生姜切片备用。将鸡肉、大枣、熟附片和姜片一起放入瓦锅内,加清水 800 毫升,文火煮 2~3 小时,至汤水入口无麻辣感为度。

服法:每日 1~2 次,每次 1 碗,早晚各 1 次。

功效:温肾散寒,除湿止痛。

适用人群:适用于类风湿关节炎关节肿胀畏寒,得热痛减者。

7. 丝瓜豆腐汤

配方:丝瓜 250 克,豆腐 250 克,盐 3 克,植物油 25 克。

制法:丝瓜洗净切块,豆腐切块备用。锅内放入适量植物油,烧热后,下丝瓜煸炒片刻,加 500 毫升清水煮沸,开锅后,下豆腐再煮 5 分钟,用盐调味即可。

服法:每日 1~2 次,每次 1 碗,早晚各 1 次。

功效:舒筋活络,化湿和胃。

适用人群:适用于筋脉拘急,风湿痛,关节不利,脚气肿胀等患者。

8. 薏苡仁橘羹

配方:薏苡仁 150 克,无核蜜橘 500 克,白糖 20 克。

制法:将无核蜜橘剥去外皮,掰成瓣,去薄皮,切小丁,薏苡仁洗净后煮沸,小火慢煮,待薏苡仁熟烂后加白糖、橘丁烧沸,出锅装碗即可。

服法:每日 1~2 次,每次 1 碗,早晚各 1 次。

功效:健脾利湿,利水消肿。

适用人群:适用于关节肿胀、沉重者。

9. 土茯苓鸭肉汤

配方:鸭肉 90 克,土茯苓 30 克,桂枝 9 克,八角茴香 6 克。

制法:全部用料洗净,一起放入瓦锅内,加清水适量,文火煮 2~3 小时,至鸭肉熟烂为度,调味即可。

服法:食肉喝汤。每周 1~2 次。

功效:健脾胃,强筋骨,祛风湿,利关节。

适用人群:适用于类风湿关节炎筋脉拘急不利者。

(三) 艾灸治疗

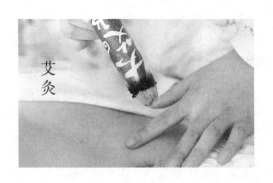

艾灸

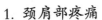

1. **颈肩部疼痛**

治法：行气活血，舒筋通络。

处方：大椎、颈部夹脊穴、肩井、外关穴。

加减：劳伤筋骨者，加膈俞、百劳、养老。肝肾精亏者，加肝俞、肾俞。风寒外袭者，加风门、风池。

2. **腰部酸痛**

治法：调肾舒筋，通络止痛。

处方：肾俞、委中、阳陵泉、阿是穴。

3. **四肢关节酸痛**

治法：扶正祛邪，理气活血。

处方：大椎、身柱、神道、至阳、筋缩、脾俞、肾俞、足三里、太溪。

（四）自我按摩

自我保健按摩简便易行，安全性高，对类风湿关节炎等很多关节肌肉疾病适用，可以起到活血化瘀、缓解症状及促进康复的作用。尽管安全性比较高，但在进行自我保健按摩时，还是要注意以下问题：①局部存在急性静脉炎、淋巴管炎及各种皮肤病（如皮炎、湿疹、痤疮、局部化脓及感染等）时，禁用自我保健按摩。②在过饥、过饱的情况下，不宜使用本法。③自我按摩时，必须在身心安静，肌肉与关节松弛的状态中进行。④自我按摩时,最好选用手及腕、肘关节无病变的上肢。如果双上肢均有病变,自我按摩时一定要注意病变关节的活动幅度及活动量,不可过大,以防加重损伤。⑤自我按摩可与物理疗法和练功体操相结合,其效果更佳,一般先行理疗,再进行自我按摩,最后做练功体操。

1. 颈部酸痛

点揉风池、风府、风门、天柱、肩井及阿是穴20~30秒。

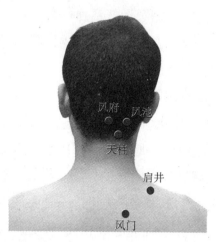

2. 肩部酸痛

点按肩井、天宗、肩中俞、肩外俞、阿是穴各20~30秒。

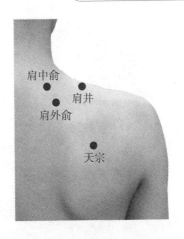

3. 上肢酸痛

点揉肩贞、手三里、外关、内关、合谷穴各 20~
30 秒。

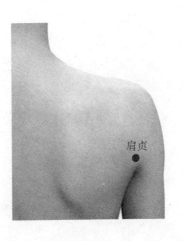

19

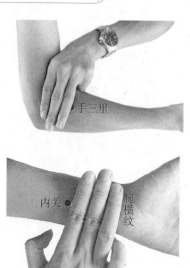

4. 背部强痛

点按肩井、天宗、阿是穴及背俞穴等各 20~
30 秒。

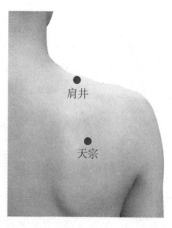

5. 下肢酸痛

点揉环跳、风市、委中、足三里穴各 20~30 秒，对掐昆仑、太溪穴。

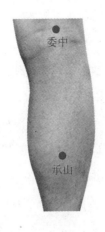

6. 足跟痛

点揉承山、绝骨、昆仑、三阴交、太溪、涌泉穴 20~30 秒。

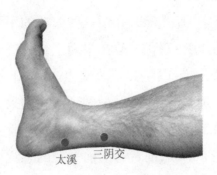

（五）运动疗法

类风湿关节炎的运动疗法主要目的是保持关节的可动性及肌肉张力的维持或增强，总体原则是：量力而行，循序渐进，持之以恒。因此类风湿关节炎患者急性期可以适度运动，以运动不增加疼痛为度，但不宜做过多的运动。在急性期炎症控制后，即应开始积极进行关节功能锻炼和体育锻炼。可根据关节活动程度，逐渐增加肢体关节活动量，功能锻炼应避免过度疲劳，从而保护关节的功能，防止关节进一步挛缩、强直和肌肉萎缩。为了维持、增强关节的活动范围，通过自主爱护性的非暴力功能训练，每早、晚进行 5~6 次训练，可维持增强肌力，有"等尺性"或"等强性"运动。要避免运动痛，最好是"等尺性"运动。有专门为类风湿关节炎患者设计的运动体操，可以寻找资料进行学习。下面，介绍一些简单的手指操。

动作一：双臂平放在桌面上，手掌向下

第一步：以腕关节为支点，手向上抬起，姿势类似向别人打招呼，尽量做到摆动的最大幅度。

第二步：以腕关节为支点，手逐渐放下，并低于腕关节平面，前臂有向前牵拉的感觉。

第三步:保持6秒钟放松。

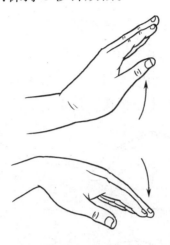

动作二:肘关节支撑在桌面上,手背面对自己

第一步:以腕关节为支点,手向小指方向歪。

第二步:以腕关节为支点,手向大拇指方向倒,姿势如同摇手。

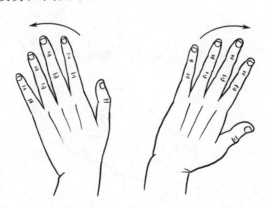

动作三：

第一步：用示指接触拇指。

第二步：用中指接触拇指。

第三步：用中无名指接触拇指。

第四步：用小指接触拇指。

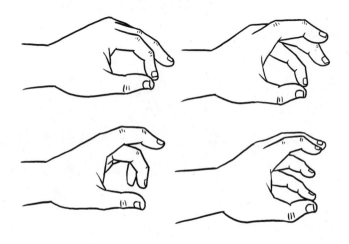

动作四：

第一步：五指屈曲，握成拳头状。

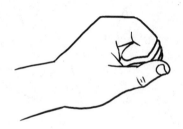

第二步：五指放开，尽量伸直。

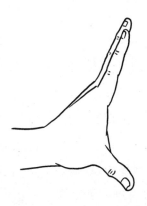

（六）常见误区

1. 饮食误区

类风湿关节炎为慢性疾病，许多患者饮食进补存在误区，核桃、花生、开心果等含脂肪类较高的食物可在体内氧化过程中产生酮酸，而过多酮酸对关节有较强刺激作用，因此不宜进食太多高脂肪食物。同样，白酒、鸡、鸭、鱼肉、蛋类等酸性食物摄取过多消耗体内的钙、镁离子，同样会加重症状。

2. 锻炼误区

主要为过度锻炼、带病锻炼。

3. 用药误区

不少类风湿关节炎患者存在用药误区,主要表现为以下方面:

(1)滥用糖皮质激素:滥用糖皮质激素在病程较长的患者中非常普遍。许多患者在住院是有使用糖皮质激素的经历,所以每次急性发作,先自行服糖皮质激素,糖皮质激素容易导致体内糖、脂肪、蛋白质代谢紊乱,导致向心性肥胖、满月脸、多毛、高血压、高血糖,容易诱发感染,诱发或加重消化道溃疡、出血甚至穿孔,癫痫患者使用会诱发癫痫发作,长期使用容易导致骨质疏松、白内障等,自行服用和停用糖皮质激素容易导致反跳现象。因此,使用糖皮质激素要在医师的指导下进行。

(2)滥用民间单方、验方:有些类风湿关节炎患者盲目推崇民间单方、验方,拒绝西药,最后导致病情加重或难以控制是不对的。由于类风湿关节炎的复杂性和难治性,目前完全靠中药很难控制病情发展,根治更谈不上。另外,民间单方、验方有时使用大量藤类药或虫类药,甚至重金属,会导致女性月经失调、肾小球肾炎或其他慢性中毒等。

（3）滥用抗生素：有些类风湿关节炎伴有发热的患者会自行使用抗生素，但是类风湿关节炎本身会导致发热，并不一定合并感染，类风湿关节炎的病因及发病机制尚未明确，多认为外源性感染作用于遗传易感个体，导致机体免疫系统紊乱，是一种自身免疫性疾病。以前曾有用青霉素等来治疗类风湿关节炎，但实际上该病和细菌性肺炎、尿路感染不一样，不是感染本身持续存在所引起的细菌性炎症，因此，治疗类风湿关节炎目前主要应用免疫抑制剂，而不是使用抗生素。

（4）滥用滋补药物：值得一提的是，很多类风湿关节炎患者误以为药物治疗就是疾病防治的全部，忽视了劳累、外伤、潮湿等环境因素的影响。实际上，良好的生活和工作方式，对类风湿关节炎的防治尤为重要。

三 名家防治指导

(一) 西医治疗

治疗原则:控制病情,缓解症状,治疗并发症,阻遏疾病的进展,减少复发,预防畸形,尽可能恢复关节功能。

1. 非甾体消炎药

NSAID 具有抗炎、镇痛、解热等功效。临床上常用的有尼美舒利、塞来昔布和双氯芬酸钠等,这些药物虽然化学结构不同,但在抗炎作用上均有共同点。主要是通过抑制前列腺素的合成起到消炎镇痛作用。本类药物都有一定的副作用,尤其是胃肠道副作用,导致胃炎、溃疡甚至出血的发生,因此,应该避免长期使用非甾体消炎药。

2. 慢作用药

临床上常用的有甲氨蝶呤、柳氮磺吡啶、环孢素和来氟米特等。其中最常用的甲氨蝶呤具有免疫抑制与抗炎作用,在细胞内与二氢叶酸还原酶结合,抑制四氢叶酸的产生,从而抑制 DNA、RNA 与蛋白质的合成,抑制或者杀伤增殖的淋巴细胞。给药方式一般都采取小剂量脉冲疗法,对类风湿关节炎可采取每周 15~20 毫克顿服,肝肾功能不全者应禁用或慎用,常见副作用有恶心、呕吐、胃部不适、口腔炎、脱发、白细胞减少或血小板减少等,可长期服用小剂量叶酸以拮抗其副作用。

3. 糖皮质激素

糖皮质激素具有较好的抗炎、免疫抑制的作用,但是长期大量应用可带来骨质疏松、消化道出血等副作用,目前滥用糖皮质激素的现象十分普遍,"用激素容易,停激素难"已经众所周知。长期大量使用糖皮质激素,患者的下丘脑 - 垂体 - 肾上腺皮质系统受到抑制,使其功能下降,甚至发生器质性改变,产生肾上腺皮质功能减退。如果突然停用,容易发生肾上腺皮质危象,长期应用则加重骨质疏松和促使骨坏死的发生。所以糖皮质激素的用法是主张短期、小剂量服用。

4. 生物制剂

随着对类风湿关节炎发病机制的深入研究,

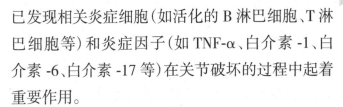

已发现相关炎症细胞（如活化的 B 淋巴细胞、T 淋巴细胞等）和炎症因子（如 TNF-α、白介素 -1、白介素 -6、白介素 -17 等）在关节破坏的过程中起着重要作用。

（1）TNF-α 抑制剂：是目前临床上使用较广的一类生物制剂，主要包括依那西普、英夫利昔单抗、阿达木单抗和格力木单抗。

（2）其他生物制剂：包括针对白介素 -12/23 的单克隆抗体，针对 T 淋巴细胞的单克隆抗体阿法赛特和依法利珠以及针对 B 淋巴细胞的单克隆抗体利妥昔单抗、依帕珠单抗和贝利单抗。

（二）中医治疗

1. 分型治疗

临床上分为活动期和缓解期。活动期多以急性发作或慢性活动、复发等形式出现。辨证多以邪实为主，治疗应以驱邪为主，缓解期病情多相对稳定，或关节已经变形，或不肿不痛，寒热不甚明显，辨证多属邪实正虚。缓解期或中晚期，多属正虚邪恋或虚实夹杂，治疗以扶正祛邪为主。

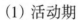

（1）活动期

1）湿热痹阻证

证候特点：发热，口苦，饮食无味，纳呆，或者恶心呕吐，关节肿痛以下肢为重，舌苔黄腻，脉滑数。

治法：清热利湿，祛风通络。

方药：薏苡仁汤加减。薏苡仁30克，羌独活各10克，白芍15克，川芎12克，木瓜12克，葛根15克，甘草5克，可酌情加用祛风湿清热药，如秦艽、防己，桑枝等。

2）寒湿痹阻证

证候特点：关节肿痛，疼痛较剧，痛有定处，遇寒痛增，得热痛减，局部皮色不红，触之不热，苔薄白，脉弦紧。

治法：散寒通络，祛风除湿。

方药：羌活胜湿汤加减。羌活15克，独活15克，桂枝15克，秦艽15克，海风藤15克，桑枝15克，当归10克，川芎10克，木香10克，甘草5克。

3）寒热错杂

证候特点：低热，关节灼热疼痛，或有红肿，形寒肢凉，阴雨天加重，得温则舒。舌红，苔白，脉弦细或数。

治法:祛风散寒,清热化湿。

方药:桂枝芍药知母汤加减。桂枝 25 克,芍药 15 克,甘草 5 克,麻黄 10 克,生姜 10 克,白术 30 克,知母 15 克,防风 10 克,附子 15 克(先煎)。

(2) 缓解期

1) 痰瘀互结,经脉痹阻

证候特点:关节漫肿,肌肉关节刺痛,固定不移,或关节肌肤紫黯,肿胀,按之稍硬,或关节僵硬变形,屈伸不利,舌紫暗,苔白腻或黄腻,脉细涩或细滑。

治法:活血化瘀,祛痰通络。

方药:身痛逐瘀汤合指迷茯苓丸加减。秦艽 15 克,川芎 10 克,桃仁 10 克,羌活 15 克,没药 10 克,当归 10 克,香附 15 克,牛膝 15 克,地龙 10 克,茯苓 20 克,枳壳 15 克,法半夏 15 克,甘草 5 克。

2) 肝肾亏虚,邪痹筋骨

证候特点:病久关节肿胀疼痛或酸痛,局部关节灼热疼痛,屈伸不利,形瘦骨立,腰膝酸软,伴有头晕耳鸣,盗汗,失眠。舌红,少苔,脉细数。

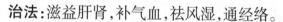

治法:滋益肝肾,补气血,祛风湿,通经络。

方药:独活寄生汤加减。独活15克,桑寄生15克,杜仲15克,牛膝15克,细辛3克,秦艽15克,茯苓15克,防风9克,党参15克,甘草5克,当归10克,白芍10克,生地15克。

2. 中成药

(1) 雷公藤多苷片:雷公藤具有免疫调节、抗炎止痛作用,尤其是在类风湿关节炎的治疗中疗效确切。用法:一次10毫克,每日3次,适用于类风湿关节炎各种证型。

(2) 正清风痛宁片和正清风痛宁注射液:是中药青风藤的提取物,可祛风湿、通络止痛,用法:片剂为一次10毫克,每日3次;注射液2毫升,肌注,每日1次,适用于类风湿关节炎关节疼痛者。

(3) 白芍总苷胶囊:是中药白芍干燥根中有效部位的提取物,具有镇痛、抗炎、免疫调节、保肝等作用,已经成为第一个抗炎免疫调节剂被正式批准生产上市,临床上主要用于类风湿关节炎的治疗,用法:一次200毫克,每日3次,适用于类风湿关节炎各种证型。

(4) 川芎嗪:川芎嗪为中药川芎提取物,具有活血、抗炎作用。用法:注射液 20 毫升,加入 5% 葡萄糖注射液 250 毫升中静滴,每日 1 次。

(5) 黄芪:黄芪具有增强免疫、利尿、保肝、降压、消除蛋白尿等作用,用法:注射液 20~50 毫升,加入 5% 葡萄糖注射液 250 毫升中静滴,每日 1 次。

(6) 风湿痹痛胶囊、益肾蠲痹胶囊等适用于无明显热象的患者。湿热痹颗粒、四妙丸等适用于风湿热型患者。

3. 验方、便方

(1) 通痹方:威灵仙、独活、羌活、杜仲、木瓜、黄柏各 10 克,当归、丹参、龙骨、桑寄生各 15 克,鸡血藤、黄芪各 20 克,红花、桂枝各 8 克,细辛 3 克,白花蛇舌草 30 克,蜈蚣 3 条。本方具有温经散寒,祛风除湿,活血通络之功。

(2) 宣痹汤:雷公藤 6~9 克,青风藤、忍冬藤、海风藤、络石藤各 15 克,蕲蛇、白芥子各 10 克,蜈蚣 3 条,仙灵脾 12 克,当归、鸡血藤、生黄芪各 30 克。本方具有祛风通络、益气养血之功。

(3) 尪痹汤:当归尾、川牛膝、生黄芪各 20 克,丹参 30 克,地龙、全蝎各 15 克,白花蛇、三棱、莪

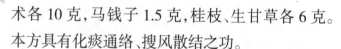

术各 10 克,马钱子 1.5 克,桂枝、生甘草各 6 克。本方具有化痰通络、搜风散结之功。

(4) 复方蚂蚁丸:蚂蚁 50 克,人参 1 克,当归 4 克,黄芪、鸡血藤、丹参 7.5 克,仙灵脾、巴戟天、威灵仙各 5 克,薏苡仁 20 克,制川乌、蜈蚣、牛膝各 2.5 克。本方具有温阳益气,散寒除湿,通络止痛之功。

4. 针灸治疗、推拿治疗

(1) 体针:根据部位选穴位:颞颌关节选公孙、合谷、颊车、下关;颈椎选用大椎、天柱、风池、列缺、后溪、昆仑;肩关节选择外关、合谷、曲池、肩髎、肩贞、肩前;肘关节选择曲池、手三里、曲泽、尺泽、天井;膝关节选择膝眼、阴陵泉、阳陵泉、梁丘、足三里、曲泉、委中;踝关节选足临泣、丘墟、解溪、昆仑、申脉、照海、悬钟;跖趾关节选至阴、历兑、太冲、陷谷。

(2) 艾灸:用艾条温和灸足三里 10 分钟,石门 5 分钟,以皮肤发红为度,起床及睡前各 1 次。10 天后改为每天 1 次。

(3) 穴位敷贴:全身调节的强壮穴与病变关节局部取穴相结合,全身调节以大椎、命门、肾俞、足三里、气海、关元、三阴交为主。

(三) 康复治疗

1. 饮食调养

根据自己平日身体状况,针对性地选择食品。类风湿关节炎患者不仅应注意食品的寒、热、温、凉四性对病情的影响,还应掌握食物的四性,选择食物,安排好食谱,避免误食对身体不益的食物,诱发或加重疾病的发生。

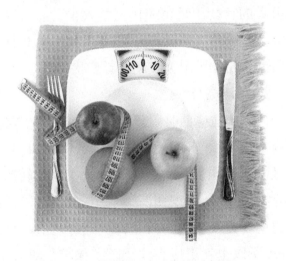

类风湿关节炎患者应选高蛋白、高维生素及容易消化的食物,经过合理的营养搭配和适当烹饪,尽可能提高患者食欲,使患者从饮食中摄入的

营养及能量能满足机体需要。其次,类风湿关节炎患者不宜服用对病情不利的食物和刺激性强的食品,如辣椒等,尤其是类风湿关节炎急性期及阴虚火旺型患者最好忌用。糖及脂肪也要少食,这是因为治疗类风湿关节炎常选用糖皮质激素类药物,导致糖代谢障碍,血糖增高,而脂类食物多黏腻,可使胆固醇升高,造成心脏、大脑的血管硬化,并且对脾胃功能也有一定损害。类风湿关节炎患者的食盐用量也应比正常人少,因为盐摄入过多会造成钠盐潴留。另外,茶叶、咖啡、柑橘、奶制品也会使类风湿关节炎患者症状加重。

2. 生活起居,避寒保暖

人体应适应四时阴阳变化才能与自然界保持协调平衡。秋季的气候特点是阳气渐收、阴气渐长,是"阳消阴长"的过渡阶段,天气由热转凉,人体的生理活动也随之相应变化。类风湿关节炎患者的免疫力及抵抗力较差,比一般人更容易受寒感冒,所以也就更应当注意防寒保暖。对有早起锻炼习惯的中老年人来说,应当尽量推迟早起锻炼时间,避免受寒。活动锻炼可以使经络通畅、气血流通,增强类风湿关节炎患者的抵抗力和关节功能恢复,但要注意防止运动过于剧烈,过度运动不仅无益于健康,还可能加重病情。甩手、捶背、散步、太极拳等锻炼方法,很适合中老年类风湿关节炎患者。

（四）预防

1. 避免风寒湿邪侵犯。防止受寒、淋雨、潮湿,关节注意保暖,不穿湿衣、湿鞋等,不要贪凉,暴饮冷饮,不要卧居湿地。

2. 加强锻炼,增强体质。以加快血液循环,减少局部血液和炎性物质淤滞。

3. 预防和控制感染。

4. 注意劳逸结合,饮食有节,起居有常是强身健体的主要方式。

5. 保持情志舒畅。

四 药食宜忌速查

(一) 中西药物相互作用

类风湿关节炎是一种病程较长,易反复的慢性疾病,因其本身的复杂性,中西医结合通常疗效较好。合理运用中药及中成药,可以减少西药的使用量及相应的副作用。但是因可使用的药物种类较多,而治疗又具有个体性,因此需要在医师指导下合理用药。如育龄期妇女不适合使用环磷酰胺、雷公藤等可导致卵巢早衰的药物。而肝功能异常患者需要注意甲氨蝶呤、来氟米特等具有肝损害的药物。

(二) 药物禁忌

1. 忌滥用糖皮质激素

滥用糖皮质激素不但不能起到控制疾病的目的,反而会引起高血压、高血糖,甚至心脑血管疾病,诱发感染,引起消化道溃疡、穿孔、出血,长期

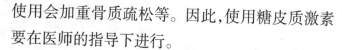

使用会加重骨质疏松等。因此,使用糖皮质激素要在医师的指导下进行。

2. 忌滥用民间单方、验方

民间单方、验方有时使用大量藤类药或虫类药,甚至含重金属的药物,会导致女性月经失调、肾小球肾炎或其他慢性中毒等。因此,忌滥用民间单方、验方,使用中药期间要咨询正规医师,并定期检测肝肾功能。

3. 忌滥用抗生素

类风湿关节炎是一种自身免疫性疾病。以前曾有用青霉素等来治疗类风湿关节炎的,但实际上该病和细菌性肺炎、尿路感染不一样,不是感染本身持续存在所引起的细菌性炎症,因此,治疗类风湿关节炎目前主要应用免疫抑制剂,而不是使用抗生素。

4. 忌滥用滋补药物

不少类风湿关节炎患者认为使用滋补药物能提高人体抵抗力,减少发病,殊不知补应有道,不适当地使用滋补药物,反而滞邪,甚至酿生他病。类风湿关节炎急性发作期以邪实为主,不适宜滋补,缓解期患者若属于素体阳盛者,滋补之品亦不适合。仅对于缓解期患者气血阴阳亏虚时,方适合使用滋补药物。

（三）饮食宜忌

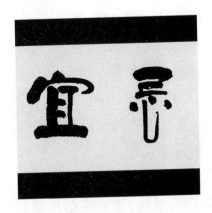

1. 宜

（1）饮食宜多补充维生素:关节炎患者要不断补充各种维生素,其中维生素 C 有利于病损组织的修复,必不可少,宜多吃绿叶蔬菜。

（2）补充纤维素:纤维素可以减少有害物质的吸收,加速毒素的排泄。可多吃些韭菜、芹菜和蘑菇。

（3）补钙:在补充维生素 B 的同时补钙,有利于修复病损关节。宜多吃含钙多的食物。如虾皮、豆制品等。

（4）抗氧化剂和微量元素：高浓度维生素 E、胡萝卜素、黄酮类化合物、亚麻酸、植物油等具有抗氧自由基作用,已在动物实验及人体得到证实。绿叶蔬菜、亚麻籽、油菜籽、核桃和元素锌、硒,也证实对类风湿关节炎患者有益。

（5）宜食食物：葡萄、大枣、核桃仁、松子仁、栗子、桑葚、橄榄、龙眼、山药、黑豆、生姜、枸杞子、莲子、鱼油、银杏、胶原蛋白、萝卜、豆芽、洋葱、木耳、香蕉、番茄、黄瓜等。

2. 忌

（1）高脂肪食物：脂肪在体内氧化过程中能产生酮体,而过多的酮体对关节有较强的刺激,故类风湿关节炎患者不宜多吃含高脂肪食物,如牛奶、肥肉等,炒菜、烧汤也要少放油。

（2）海产类：类风湿关节炎患者不宜多吃无鳞鱼及海产品,如泥鳅、黄鳝、海带、海参、海鱼、海虾等。因为其含有较多嘌呤,导致关节炎症加重。

（3）过酸、过咸食物：如花生、白酒、白糖及鸡、鸭、鱼、肉、蛋等酸性物质,其可导致人体酸碱平衡失调,会使体内酸碱度一过性偏高,使乳酸分泌过多,且消耗体内一定的钙、镁离子。同样,若吃过咸食物,如咸菜、咸蛋、咸鱼等,会使体内钠离子过多,加重症状。

3. 饮食误区

(1) 补品滥用,不能急于进补:人参、鹿茸等补品在急性发作期或痰多、舌苔腻时都不宜用,否则胸闷气急更甚,病情反而加重。

(2) 用炒、烙、煎、炸等烹调方法制作的食物:经过炒、烙、煎、炸过的食物,火气重而难以消化,应尽量采用蒸、煮、烩等制作方法。

(3) 一些特殊体质饮食尤其要注意:气虚阳虚体寒者忌食寒凉类食物,以免加重阳气的损耗;阴虚体热禁忌辛燥伤阴之品。

五 医患互动空间

(一) 专家答疑

1. 类风湿关节炎稳定后可以停药吗?

类风湿关节炎是一种慢性自身免疫性疾病,病程较长,病情容易反复,无法根治,但是可以达到完全缓解。完全缓解的患者感觉不到疼痛,关节肿胀消失,类风湿关节炎相关指标正常,维持一段时间后可以逐渐减药,逐渐减药能够维持完全缓解后才能考虑停药,千万不能擅自突然停药,这样更容易引起病情反复。

2. 类风湿关节炎的治疗措施有哪些?

类风湿关节炎总体的治疗原则有:①避风寒,慎起居,避免居住潮湿、阴冷的地方;②药物治疗:按照医嘱选用适合个体差异的非甾体消炎药和慢作用抗风湿药;③理疗:如膏药外敷、红外线照射、针灸、按摩等;④手术:纠正关节畸形或关节成形术等。药物治疗应该是最主要的方法，可选择的如非甾体消炎药、抗风湿药物、生物制剂、糖皮质激素等。慢作用抗风湿药物包括甲氨蝶呤、柳氮磺吡啶、来氟米特、羟氯喹等，这些药物要根据个体的病情和耐受情况来定夺。当然康复锻炼也是必不可少的一部分，康复治疗可以减轻疼痛、消炎退肿、保持肌力及关节功能，改善患者生活自理能力等。

3. 糖皮质激素的副作用有哪些？

糖皮质激素因为能够抑制前列腺素合成，抑制免疫系统及多种酶的活性，降低炎症反应，所以能迅速消除关节肿胀、减轻疼痛与晨僵。这类药物在基层医院使用非常广泛，因为其价格便宜、起效迅速。许多患者甚至长期靠服用糖皮质激素为生。但是糖皮质激素若长期服用，具有很多副作用，如骨质疏松、胃肠道溃疡，甚至穿孔，引发糖尿病、高血压、白内障等，所以对于类风湿关节炎急性发作或者伴有重要脏器如心、肺、眼和神经系统等器官受累的重症患者，可予短效糖皮质激素，一旦病情稳定，应逐渐撤减。

4. 什么情况下使用糖皮质激素？

类风湿关节炎急性发作和伴有重要脏器受损

均可以使用糖皮质激素治疗,但是使用糖皮质激素前必须明确哪些患者不能够服用糖皮质激素,如高血压、糖尿病、结核、消化道溃疡、精神病患者等相对不宜用糖皮质激素,而对糖皮质激素过敏,或者有播散性带状疱疹、霉素感染等患者是绝对不能使用糖皮质激素的。如果有其他药物可以选择的话,最好避开使用糖皮质激素,如果确实需要,则应该在能够治疗这些疾病的药物并得到较好控制的前提下去使用,这样比较安全。

5. 类风湿关节炎的复查如何进行?

最好按时复查血常规、肝肾功能。因为上述提到的两种治疗类风湿关节炎常用的免疫抑制剂,具有一定的毒副作用。比如:①消化道症状:如恶心、呕吐;②感染:免疫抑制剂降低了患者的免疫力,所以容易导致细菌感染加重,或者使原有的感染扩散;③骨髓抑制:引起血白细胞减少、出血和感染等;④肝肾毒性:引起肝酶或者肌酐升高;⑤肿瘤:免疫抑制剂长期使用容易发生淋巴癌等;⑥代谢异常:如高尿酸血症、高脂血症等;⑦其余像皮疹、瘙痒、头痛等,羟氯喹还可以引起视网膜变性,环磷酰胺可以引起出血性膀胱炎等。

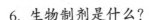

6. 生物制剂是什么？

你所说的生物制剂应该是针对特异细胞表面分子（CD4、CD5）的单克隆抗体、白介素受体拮抗剂、TNF 单克隆抗体等，这些生物制剂有些已经应用于临床。比如抗肿瘤坏死因子 α（英利昔单抗和依那西普），已经广泛应用于类风湿关节炎。这些药物能够明显改善甲氨蝶呤治疗不好的类风湿关节炎患者的临床症状、体征，提高患者生活质量，取得了不错的效果，但是远期的疗效和副作用还有待观察。

7. 类风湿关节炎患者怀孕需要注意哪些？

类风湿关节炎患者要怀孕必须要在疾病稳定而且停药（尤其是慢作用抗风湿药）已经半年的基础上。怀孕时要注意营养，避免受凉，避免各种感染导致疾病复发。至少要在怀孕前 2~3 个月停止使用药物，停药后 70% 的类风湿关节炎妇女在妊娠期病情可以改善，大部分在妊娠 3 个月病情缓解。尽管如此，怀孕期间病情仍会出现波动，而且大部分怀孕期稳定的患者会在分娩后复发。如果怀孕期间病情复发严重的，必须选择终止妊娠。

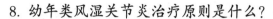

8. 幼年类风湿关节炎治疗原则是什么？

幼年类风湿关节炎的治疗原则是：早期治疗、安全用药、控制病情、缓解症状、治疗并发症、阻止疾病发展、延长缓解期、改善预后、防止关节畸形和肌肉挛缩。治疗除了非甾体消炎药以外，应尽早开始使用毒副作用小，对性腺抑制小的慢作用药物。

9. 治疗类风湿关节炎的单方有哪些？

民间单方验方是一些医师长期治疗某种疾病根据经验得出的疗效较好的药物。临床较常用的有雷公藤、青风藤、南蛇藤、蚂蚁制剂等。需要注意的是，千万不可以听信非正式医疗机构的灵丹妙药或是祖传秘方，我们经常在临床见到有些患者服用所谓的祖传秘方，一年后出现了肥胖、浮肿，甚至骨质疏松、股骨头坏死等。有很多方子里面可能加入了糖皮质激素类药物，如果长期服用，会产生很多危害。我们不否认民间的单方验方，但是为了小心起见，还是去正规医院就诊开具的中药较为安全。

10. 中医对类风湿关节炎是如何认识的？

类风湿关节炎在中医属于"痹证""历节病"

等范畴,中医认为素体不足,感受外邪而发病。素体不足包括先天禀赋不足、后天失养,当感受风、寒、湿、热,这些外来因素时,可引起发病,在发病过程中产生了"痰""瘀",病理性质为本虚标实,虚实夹杂。本虚就是肝肾亏虚,标实是感受风、寒、湿、热,产生痰浊瘀血,痹阻经络,导致经络不通则痛,久之关节变形。

11. 如何进行类风湿关节炎中西医结合治疗?

目前许多慢性疾病都主张中西医结合治疗。中西医结合治疗能够有效地减少副作用,提高疗效。目前很多中西医院都主张西药和中成药同时使用。中成药如雷公藤、白芍总苷、青风藤等治疗类风湿关节炎都具有较好的疗效。现代药理研究也证实很多治疗类风湿关节炎的中成药具有消炎止痛、免疫抑制等作用,因此,在医师的指导下正确运用中成药可以起到增效减毒的作用。

12. 如何预防类风湿关节炎的发作?

天气寒冷及潮湿通常是本病的诱因,在气候湿度变化大、寒冷的地区,患病率明显增高,如广州及我国北方一些地区。因此,类风湿关节炎患者应该注意气候与环境,在秋冬季节更应该做好防寒保暖,增加体育锻炼,提高自身免疫力等措施。

13. 药酒可以治疗类风湿关节炎吗?

对于一些以风寒为主的类风湿关节炎,可以用药酒,药酒可以驱散风寒,但是一种药酒不能治疗所有的类风湿关节炎,另外,还要注意有些患者是不能服用药酒的,如高血压、心脏病、严重溃疡的患者忌服。

14. 类风湿关节炎如何安排锻炼?

类风湿关节炎急性期是可以适度运动的,应以不会增加关节疼痛为适宜。在急性炎症控制后,应该积极开始进行关节的锻炼和体育锻炼。功能锻炼应该避免过度劳累,从而保护关节,防止关节进一步僵直和肌肉萎缩。

15. 类风湿关节炎如何进行心理调节?

许多类风湿关节炎患者都有一定的心理问题。因为关节疼痛、害怕残疾或者生活不能自理,给患者带来巨大的精神压力,因此,在积极接受药物治疗同时,应该予以足够的心理疏导。通过就医、看书、读报等对疾病有个全面而正确的认识,与病友多交流,保持愉快的心情,多参加社交活动和户外活动,拥有规律的生活,保证睡眠质量。

(二)名院名医

1. 东北地区

地区	医院	地址	名医	职称
黑龙江	黑龙江中医药大学第一附属医院	黑龙江省哈尔滨市香坊区和平路26号	李泽光	主任医师
吉林	长春中医药大学附属医院	吉林省长春市朝阳区工农大路1478号	荣大奇	主任医师
			姜坤	主任医师
			程凯	副主任医师
辽宁	辽宁中医药大学附属医院	中国辽宁省沈阳市皇姑区崇山东路72号	王玲	主任医师
			薛韦燕	主任医师
			艾华	主任医师
			张杰	主任医师
			汲泓	主任医师

2. 华北地区

北京	中国中医科学院广安门医院	北京市西城区北线阁5号	冯兴华	主任医师
			姜泉	主任医师
			曹炜	主任医师
			唐晓颇	副主任医师
			母小真	副主任医师
			王海隆	副主任医师
	北京中医药大学东方医院	北京市丰台区方庄芳星园一区6号	隗合坤	主任医师
			朱跃兰	主任医师
			孟凤仙	主任医师
			何厚夫	副主任医师
			张春艳	副主任医师
			侯秀娟	副主任医师
	首都医科大学附属北京中医医院	北京市东城区美术馆后街23号	王玉明	主任医师
			谢幼红	主任医师
			王北	副主任医师

续表

			房定亚	主任医师
北京	中国中医科学院西苑医院	北京市海淀区西苑操场1号	杨卫彬	主任医师
			窦秋爱	主任医师
			周彩云	主任医师
			张艳玲	副主任医师
			潘峰	副主任医师
			马芳	副主任医师
	北京顺天德中医医院	北京市海淀区莲花池东路9号	王承德	主任医师
			黄兆甲	主任医师
天津	天津中医药大学第二附属医院	天津市河北区真理道816号	付渼	主任医师
			张淑华	副主任医师
	天津中医药大学第一附属医院	天津市南开区鞍山西道314号	刘维	主任医师
			王慧	主任医师
			杨晓砚	主任医师
			王熠	副主任医师
河北	石家庄市中医院	石家庄市中山西路233号	葛香台	副主任医师
	河北医科大学中医院	石家庄市中山东路389号	高文华	副主任医师

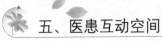

3. 华东地区

上海	中医医院（医联）	上海延江中路 274 号	沈丕安	主任医师
			苏晓	主任医师
			杨旭鸣	副主任医师
	龙华医院（医联）	徐汇区宛平南路 725 号	茅建春	主任医师
			周时高	主任医师
			苏励	主任医师
	上海中医药大学附属岳阳中西医结合医院	上海市甘河路 110 号	薛鸾	主任医师
			胡建东	主任医师
			施晓芬	副主任医师
江苏	江苏省中医院	南京市汉中路 155 号	张梅涧	主任医师
			钱先	主任医师
			苏建明	主任医师
			纪伟	主任医师
			汪悦	主任医师

江苏	江苏省中医院	南京市汉中路 155 号	周学平　主任医师
			陆燕　副主任医师
			金实　副主任医师
	南通良春风湿病医院	江苏省南通市崇川区上海东路 68 号	朱良春　主任医师
			朱婉华　主任医师
			蒋熙　主任医师
	江苏常州市中医院	总院：江苏常州市和平北路 25 号；南院：江苏常州市和平中路 231 号	周正球　主任医师
			谭亚菊　副主任医师
			周定华　副主任医师
	无锡市中医医院	崇安区后西溪 33 号	陶娟　主任医师
			徐雯　主任医师
			程立　副主任医师
			吴斌龙　副主任医师
			周腊梅　副主任医师

续表

山东	山东中医药大学附属医院	西院:山东省济南市文化西路42号,东院:历下区经十路16369号	张鸣鹤	主任医师
			周翠英	主任医师
			宋绍亮	主任医师
			杜秀兰	主任医师
			张立亭	主任医师
			尹玉茹	主任医师
			王占奎	主任医师
			刘英	主任医师
			孙素平	主任医师
			付新利	主任医师
			姜萍	副主任医师
			李大可	副主任医师
			樊冰	副主任医师

续表

地区	医院	地址	姓名	职称
山东	山东中医药大学第二附属医院	山东省济南市经八路 1 号	靳启国	主任医师
浙江	浙江中医药大学附属第一医院	湖滨院区：杭州市邮电路 54 号；下沙院区：杭州市经济技术开发区 9 号大街 9 号	宋欣伟	主任医师
	浙江中医药大学附属第二医院	杭州市潮王路 318 号	李永伟	副主任医师
			王新昌	副主任医师
安徽	安徽中医药大学第一附属医院	安徽合肥市梅山路 117 号	刘健	主任医师
			黄传兵	副主任医师
			谈曦	副主任医师
江西	江西省中医医院	南昌市八一大道和福州路交汇处	喻建平	主任医师
			胡涮健	副主任医师

4. 华中地区

	湖北省中医院	本部:湖北省武汉市武昌区胭脂路花园山 4 号 凤凰门诊部:中山路 320 号	杨德才	主任医师
湖北			宋跃进	主任医师
			盛文华	副主任医师
			陈月	副主任医师
			刘贵生	副主任医师
			李惠玲	副主任医师
	湖南省中医药研究院附属医院	长沙市麓山路 58 号	钟颖	主任医师
湖南	湖南中医药大学第一附属医院	湖南长沙韶山中路 95 号	范伏元	主任医师
			旷惠桃	主任医师
			刘玉弦	主任医师
			王莘智	副主任医师
河南	河南中医学院第一附属医院	河南省郑州市人民路 19 号	王济华	主任医师
			冯福海	主任医师
			周全	副主任医师
			李松伟	副主任医师

61

5. 西北、西南地区

四川	成都中医药大学附属医院	四川省成都市金牛区十二桥路 39 号	杨莉	主任医师
			曾升平	主任医师
			彭玉华	主任医师
			陈德济	主任医师
			李媛	副主任医师
重庆	重庆市中医院	重庆市江北区盘溪支路 6 号	李延萍	主任医师
			张西俭	主任医师
			吴斌	副主任医师
			周晓莉	副主任医师

续表

云南	云南省中医医院	昆明市光华街 120 号	吴生元	主任医师
			孟如	主任医师
			彭江云	主任医师
			吴洋	副主任医师
			鲁丽	副主任医师
贵州	贵阳中医二附院	贵州省贵阳市飞山街 83 号	马武开	主任医师
			钟琴	主任医师
			唐芳	副主任医师
			安阳	副主任医师

63

6. 华南地区				
广东	广州中医药大学第一附属医院	广州机场路 16 号大院	陈纪藩	主任医师
			黄仰模	主任医师
			廖世煌	主任医师
			刘晓玲	主任医师
			林昌松	主任医师
			陈光星	副主任医师
	广东省中医院	广东省广州市大德路 111 号	关彤	副主任医师
			邓兆智	主任医师
			黄清春	主任医师
	广东省第二中医院	广州市恒福路 60 号	何羿婷	主任医师
			邱联群	主任医师